RÉFLEXIONS

SUR

L'INSTRUCTION SOMMAIRE

DE

M. BIGEON,

Relative à l'Épidémie qui règne dans plusieurs Communes de l'Arrondissement de Dinan.

Par P.-M.-A. BODINIER, D. M. P.

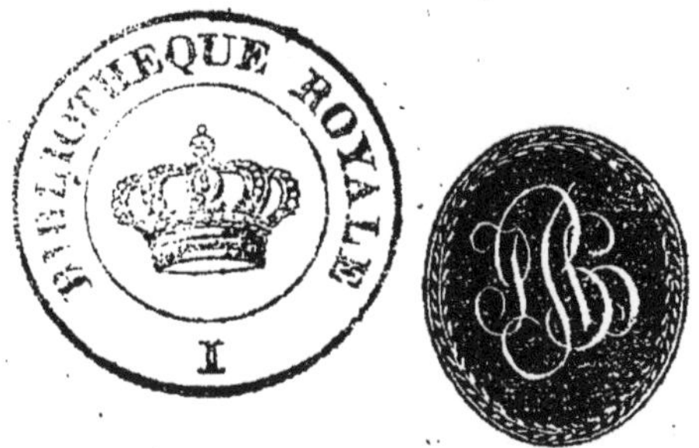

A DINAN,

Chez JEAN-BAPTISTE-TOUSSAINT-ROBERT HUART,
Imprimeur-Libraire.

1 8 1 5.

AVANT - PROPOS.

Fatigué depuis long-temps des écrits de M. Bigeon, indigné de la jactance avec laquelle, à l'exemple de Galien, il vante ses découvertes en médecine, je m'étois cependant condamné au silence, me bornant à déplorer, avec les autres médecins, les égaremens d'une imagination déréglée.

Le public séduit peut-être par un style assez brillant, mais *emprunté*, pouvait seul partager les erreurs qui se présentent en foule dans les réflexions que notre auteur a publiées sur l'abus des évacuans.

Entraîné par le spécieux appareil de citations et de certificats dont M. Bigeon a su entourer son édifice, l'homme étranger à la médecine a pu se laisser convaincre et recevoir comme des vérités incontestables, des hypothèses qu'il n'étoit pas en son pouvoir d'éclaircir, et que, d'ailleurs, semblait consacrer, par une approbation tacite, le silence des autres médecins.

L'oubli dans lequel doivent nécessairement

tomber des ouvrages de cette nature , qui, n'étant pas le fruit de l'observation , n'ont pour but que de fasciner les yeux du public et de s'emparer du sceptre médical , en fait assez justice : employer à les réfuter un temps précieux , serait leur accorder plus d'importance qu'ils n'en méritent.

Cependant une épidémie règne dans cet Arrondissement ; elle a frappé de nombreuses victimes , et quoiqu'elle tire à sa fin , les conseils que donne M. BIGEON d'un ton pédentesque , et avec tout l'orgueil d'un homme qui se croit supérieur, peuvent être nuisibles à ceux qui , atteints de la dysenterie, voudraient s'y soummettre : je crois donc devoir rompre le silence et lui dire avec Cicéron : *Quousque tandem abutére patientiâ nostrâ* ?

Le traitement qu'il conseille dans son instruction sommaire , est si différent de celui qu'ont adoptés les médecins de tous les pays , depuis près d'un siècle ; il est tellement opposé aux principes de la saine médecine , que s'y conformer, serait vouer ou à une mort certaine ou à de longues et cruelles souffrances , que suivrait une convalescence penible , les malheureux confiés à nos soins.

Que M. Bigeon ne pense pas qu'en publiant ces réflexions , je veuille engager avec lui une dispute polémique : à Dieu ne plaise ! non que je la craigne ; mais parce que je suis convaincu qu'il essaieroit en vain de détruire les objections que je lui présente : elles sont le résultat d'une observation impartiale; elles sont en harmonie avec ce qu'ont écrit sur la dysenterie , les praticiens les plus célèbres ; elles sont puisées au lit du malade ; et si , pour les étayer , je n'emprunte pas la voie des certificats , c'est que trop souvent prostituée au charlatanisme , elle voue au moins au ridicule le médecin qui l'implore.

RÉFLEXIONS

SUR

L'INSTRUCTION SOMMAIRE

DE

M. BIGEON,

*Relative à l'épidémie qui règne dans plusieurs Communes
de l'Arrondissement de Dinan.*

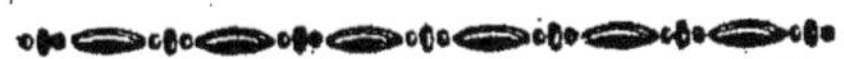

Principiis obsta. Serò medicina paratur ,
Cùm mala per longas convaluere moras.

Cette sentence d'Ovide, vraie pour toutes les
maladies, est surtout applicable à la dysenterie,
qui, attaquant la vie dans sa *source*, l'a bientôt
épuisée, et en raison des pertes que déterminent
les déjections fréquentes qui la caractérisent, et en
raison du défaut de nutrition, conséquence natu-
relle de l'inflammation de la membrane à la surfaee
de laquelle s'opère l'absorption des sucs nutritifs :
joignez-y les douleurs quelquefois excessives qu'é-
prouvent les malades et qui les conduisent à la

mort, en les faisant passer rapidement par tous les degrés de faiblesse indirecte.

Cette maladie est donc une des plus meurtrières; sa marche essentiellement aiguë, laisse à peine le temps, au moins dans bien des cas, de lui opposer des moyens efficaces ; et même dans son état de plus grande simplicité, on voit les malades, lorsqu'ils ont négligé les secours de la médecine, succomber pour la plupart, ou ne recouvrer la santé qu'après de longues souffrances et une convalescence pénible.

Si quelques-uns de ces malheureux ont pu, malgré tous les écarts de régime, triompher de la maladie, combien plus vîte et plus sûrement eussent-ils été guéris, s'ils eussent voulu suivre un traitement méthodique !

Les causes de la dysenterie, signalées par tous les médecins dont M. Bigeon n'a fait qu'emprunter le langage, sont certaines constitutions atmosphériques, les alimens, les eaux de mauvaises qualité, les émanations qui s'exhalent des matières végétales et animales en putréfaction. Mais si l'observation a démontré l'influence de ces causes sur la production de la dysenterie, il est difficile d'expliquer comment elles agissent, et leur mécanisme se dérobera peut-être encore long-temps à nos recherches. Si l'affinité de cette maladie pour les indigens, les gens de guerre, les marins, les prisonniers, prouve

d'une manière incontestable que les chaleurs pro-
longées auxquelles succèdent le froid et l'humidité
de l'atmosphère, les mauvais alimens, les mauvaises
eaux suffisent pour la déterminer; il faut encore
avouer avec ZIMMERMAN, qu'il existe chez beaucoup d'individus une disposition intérieure à con-
tracter la dysenterie ; ce qui fait qu'elle les atteint
malgré qu'ils n'aient point été exposés à l'action
des causes ci-dessus énoncées.

Rien n'est mieux connu que le traitement de la
dysenterie. Faire cesser l'inflammation de la membrane muqueuse des intestins , tel est le but que
doit se proposer le médecin; et pour y parvenir , il
doit combattre la douleur par les émolliens en
boissons et en lavemens, les saignées locales ou
générales, les bains, l'opium; mais il faut presque
toujours , dès le début, administrer un vomitif
pour dissiper l'embarras gastrique qui accompagne
les dysenteries , même les plus simples , (leur vertu
diaphorétique bien connue concourt puissamment à
rappeler la transpiration) et avoir recours aux
laxatifs dans le cours de la maladie , dans la vue
d'évacuer les matières qui , ayant contracté de l'acri-
monie par leur séjour dans les voies alimentaires ,
entretiennent l'irritation de la membrane qui les
tapisse.

La médecine expectante qui trouve son appli-
cation dans beaucoup de maladies , serait perni-

cieuse ici , et c'est à tort que M. Bigeon la recom-
mande. Il ne faut qu'avoir observé quelques malades de la dysenterie, pour être convaincu qu'en
général, tout retard à employer les émétiques est
préjudiciable, et pour apprécier à leur juste valeur,
c'est-à-dire, reconnaître la futilité des applications
de cresson sur les membres, d'emplâtres de poix
de bourgogne sur le ventre; car on a la douleur,
et j'en a été le témoin, de voir périr les malades,
en attendant une révulsion idéale de l'emploi de
ces faibles moyens; révulsion qui, supposé qu'elle
s'opérât , serait toujours faible , et ne pourrait
compenser les mauvais effets que ne manquent ja-
mais de produire les applications froides sur les
extrémités , dans une maladie où toutes les forces
vitales semblent se concentrer sur la membrane
enflammée , et où le refroidissement de ces mêmes
extrémités est un symptôme grave et presque toujours mortel.

« Il y aurait (disent les savans auteurs de l'art.
« Dysenterie du Dictionnaire des sciences médi-
« cales) de l'ignorance, ou du moins beaucoup
« d'irréflexion de la part du médecin qui resterait
« spectateur oisif dans une maladie qui n'accorde
« point de délai; car la dysenterie ne veut point
« être abandonnée à elle-même, et la médecine
« expectante est aussi funeste ici qu'elle est conve-
« nable dans d'autres cas ».

« Le moyen le plus opportun, au début de la
« dysenterie simple (disent-ils plus loin) est un
« vomitif, sur l'efficacité duquel tous les praticiens
« sont aujourd'hui d'accord ». C'est aussi le sen-
timent du Professeur Pinel invoqué cependant par
M. Bigeon, qui cite un passage de cet auteur à
l'appui de son opinion (1).

« Je me bornais (dit le savant auteur de
« la Nosographie philosophique) à l'usage des
« boissons mucilagineuses, comme eau d'orge
« gommée, ou de lin nitrée, bouillon aux herbes,
» après avoir souvent débuté par un grain (5
« centigr.) de tartrite antimonié de potasse
« (émétique). Dans la seconde période, les mêmes
« boissons ont été continuées et entremêlées de
« quelque laxatif; comme la manne ». PINEL,
Nos. phil. tom. 2, pag. 249.

Dans la note insérée page 4 de son Instruction
sommaire, M. Bigeon rappelle au public que depuis
qu'il a exposé les bases d'une médecine physio-
logique, et qu'il a, en *médecin judicieux,* donné
des conseils aux malades, le nombre des décès est

______

(1) Partir d'une opinion isolée d'un auteur pour lui faire
dire ce que l'on croit soi-même, sans concilier cette pensée
avec ce qu'il peut avoir dit de contraire ailleurs ; c'est abuser
le lecteur après s'être fait illusion à soi-même. (ZIMMERMAN,
Traité de l'expérience, tom 1.er *, page* 129.)

toujours décroissant; et toutes choses égales, année commune, moindre de près d'un tiers qu'il ne le fut pendant les dix années qui précédèrent l'épidémie de l'an 12, à Dinan et dans les autres communes de l'arrondissement.

Je croyais, dans une discussion que j'eus, il y a quelque temps, avec l'auteur de cette note, au sujet de l'épidémie actuelle, lui avoir prouvé qu'il se trompait, et c'étoit dans son ouvrage même que je puisais mes argumens contre son assertion. Si, comme le dit *modestement* M. Bigeon dans ses réflexions sur l'abus des évacuans, la commune d'Evran est celle où il voit le plus de malades, et aussi la seule de l'arrondissement qui offre une diminution dans les décès; c'est donc à tort qu'aujourd'hui il vient nous dire que, depuis dix ans, le même décroissement a lieu dans toutes les communes de l'arrondissement, et que ce bienfait est son ouvrage. Mais laissons à M. Bigeon la douceur de ce rêve philantropique : le réveil est trop pénible. Indiquons-lui cependant, au moins comme accessoires, d'autres causes de ce décroissement de mortalité. Je ne doute pas qu'il ne les connaisse parfaitement, et que déjà il ne se soit dit que la vaccine et le défaut de maladies graves depuis plusieurs années, le grand nombre de mariages contractés pour se soustraire à la conscription, et encore la *démoralisation*, peuvent bien aussi produire les résultats qu'il aime à s'attribuer.

Quoiqu'en dise M. Bigeon, il est une foule de maladies qui exigent, soit comme remèdes essentiels, soit comme remèdes auxiliaires, les émétiques, les purgatifs et les saignées ; et les médecins raisonnables qui ne sacrifient pas tout à leurs opinions, qui ne prétendent pas, comme lui, faire plier tous les faits sous des hypothèses, sauront se garder et de l'abus de ces remèdes et de l'excès opposé. Rendons à cet égard hommage à la mémoire de notre feu confrère MARVAL. Il porta dans l'exercice de la médecine un esprit dégagé de toute prévention. Aussi modeste que savant, il parcourut la carrière avec gloire ; et s'il paya son tribut de faiblesse à l'humanité, hâtons-nous de cacher à l'ombre des qualités brillantes dont il était orné, le malheureux penchant qui l'entraîna irrésistiblement au tombeau. Payons à ses contemporains, nos devanciers, qui, en nous aidant de leurs conseils, nous montrent la route certaine que l'expérience leur a tracée, le tribut d'éloges et de respect que commandent leurs longs travaux couronnés de tant de succès. Forts d'une pratique longue et judicieuse, doués d'un esprit observateur, ils savent discerner les cas où la médecine doit arriver au lit du malade armée de toutes pièces, de ceux où elle doit, tranquille spectatrice de la nature, se borner à lui tendre une main secourable, pour la soutenir dans sa marche et lui aider à triompher plus sûrement du principe morbifique. Nous nous estimons heureux que notre méthode de traitement dans l'épidémie actuelle , soit conforme à celle que l'observation d'épidémies antérieures leur a fait adopter.

Or c'est presque toujours par un vomitif , qu'ils ont, ainsi que nous, débuté dans le traitement de la dysenterie , moyen contre lequel M. Bigeon s'est si fortement élevé dans toutes les maladies, et encore dans celle qui nous occupe ; moyen contre lequel il a accumulé des citations dont les unes sont mal appliquées et les autres évidemment fausses (1). Ce remède administré dès le début,

---

(1) Je ne veux relever que deux de ces citations. En les lisant, on serait tenté de croire que M. Bigeon ne sait pas le latin ou qu'il veut imposer au public. Il dit, page 30 de son ouvrage sur l'abus des évacuans (ouvrage qui n'est point en harmonie avec son titre) :

« Les sueurs que les émétiques provoquent ne doivent donc « point être considérées comme salutaires. Toutes les sécrétions « cutanées sont bientôt suspendues après l'action de ces remèdes ».

Il cite à l'appui de cette assertion , l'aphorisme suivant de Sanctorius. *In fluxu et vomitu , prohibetur perspiratio quia divertitur.* Ce qui veut dire : On ne transpire point pendant le vomissement et la diarrhée , parce que la matière de la transpiration est détournée.

a presque toujours déterminé une diaphorèse salu-
taire, diminué la violence des douleurs et la fréquence des déjections.

Or cet aphorisme détruit la thèse de M. Bigeon, loin de la prouver ; car, d'accord avec l'expérience, Sanctorius dit que pendant le vomissement et la diarrhée la sueur est empêchée ; et l'aphorisme ne peut s'entendre, à moins d'en forcer le sens, que de l'état actuel. Si Sanctorius eût voulu parler de l'état subséquent, il eût mis *post* avec l'accusatif, au lieu de *in* avec l'ablatif.

L'erreur la plus grossière, sans doute, si elle n'est pas commise à dessein, est celle-ci.

En parlant des péripneumonies et des pleurésies sympatiques, dites bilieuses, M. Bigeon dit :

« Ces affections, depuis quelque tems, ont été souvent
« combattues par les émétiques. A cet usage que Stoll a su gé-
« néralement faire adopter, je n'opposerai que le nécrologe de
« l'hopital confié à ses soins. Les recherches qu'il a publiées
« prouvent que plus d'un tiers des malades qui y sont morts,
« ont succombé à des fièvres malignes : et il cite ce passage
« d'un nécrologe publié par Stoll.

« *Ratio media mortuorum per duodecim annos ex febre*
« *malignâ, ad omnes universim per idem tempus in noso-*
« *comio mortuos, proximè ut* 1. 2. $\frac{12}{40}$ ».

Si ce nécrologe appartenait à Stoll, il ne prouverait même pas ce que M. Bigeon veut en inférer, c'est-à-dire, que les émétiques changent en fièvres malignes des maladies qui, abandonnées à la nature, eussent été bénignes : et comme il appartient au prédécesseur de Stoll, il ne prouve rien autre chose que l'erreur grossière du citateur. Afin que M. Bigeon

Les deux laxatifs employés à propos dans le cours de la maladie, ont produit aussi de très-bons effets, en expulsant les matières qui, par leur séjour dans les intestins, entretiennent l'irritation. Souvent aussi, ils ont fait cesser la dysurie. L'expérience m'a prouvé (et sur plus de 3oo malades que j'ai traités, j'ai observé la difficulté d'uriner, au moins chez les deux tiers) que ce n'était point par les diurétiques et les apéritifs que l'on combattait avec succès cet épiphénomène qui doit être considéré comme l'effet de la sympathie qui existe entre les membranes muqueuses, sympathie qui, comme le

---

soit parfaitement convaincu, je veux bien lui traduire le commencement de ce nécrologe, ou du moins copier la traduction du docteur Bobe, qui, quoique peu élégante, est au moins fidelle. »

« Lorsque je fus destiné (dit Stoll) à remplir les fonctions « de médecin ordinaire de l'hospice de la Sainte-Trinité, je « cherchai à m'instruire de l'état passé de cet hopital. »

« Voilà ce que j'ai recueilli dans les registres commencés « depuis quelques années ». Et après avoir compulsé ces registres depuis 1761 jusqu'à 1775, établi les rapports entre les morts et les malades de chaque année, les morts de telle maladie avec ceux de telle autre, il termine cet exposé nécrologique par un apperçu général : « Ratio media mortuorum ». En Français,

« La proportion moyenne des morts de fièvres malignes, « pendant 12 années, est à tous les morts dans l'hopital pendant « le même temps, à peu près comme 1. 2 $\frac{12}{2c}$ ».

de

dit BICHAT, fait que l'irritation d'un point de la surface muqueuse détermine dans un autre l'exercice de l'irritabilité. Cela est si vrai, que j'ai vu un dysentérique qui ne pouvait uriner lorsqu'il se mettait sur le pot, parce qu'aussitôt le ténesme du rectum se faisait sentir et déterminait le ténesme vésical. Ce malade urinait facilement, couché sur le dos, lorsque, les jambes et les cuisses ployées, les muscles de l'abdomen étaient dans le relâchement. J'ai aussi donné, à diverses reprises, des soins à un jeune homme, pour une rétention d'urines qui était toujours précédée et accompagnée du dévoiement. D'autres fois, cependant, il m'a semblé que l'inflammation de la muqueuse intestinale se propageait à celle de la vessie, d'où venait la dysurie. Dans l'un et l'autre cas, tout ce qui peut, comme les apéritifs, accroître les propriétés vitales des organes urinaires, augmente la dysurie au lieu de la dissiper. J'ai vu constamment les laxatifs, les demi-lavemens, les boissons mucilagineuses en triompher.

Qu'on ne croie pas cependant que, partisan aveugle de la médecine évacuante, je me déclare son champion, et veuille combattre avec l'arme de la satyre tous ceux qui la redoutent. Loin de là. Autant qu'aucun médecin, je suis en garde contre elle. Je conviens que, nécessaire en beaucoup de circonstances, elle peut, appliquée intempestivement, causer bien des maux, que trop souvent on en abuse ; mais de quoi n'abuse-t-on pas ? C'est tomber dans un excès contraire que de vouloir la proscrire (1).

Les vésicatoires sont un remède héroïque dont la médecine agissante tire un grand parti. Faudrat-il les rayer du catalogue médical, parce que des médecins en abusent journellement et sous nos yeux, et que les pertes qu'ils déterminent par la formation de phlictènes, sont si abondantes par la répétition, qu'elles affaiblissent beaucoup le malade, plus même qu'aucun purgatif ? Non, sans doute. Gémissons avec BAGLIVI sur l'abus, mais ne nous privons pas d'un moyen si efficace.

Les vermifuges tels que la mousse de Corse, le mercure doux, l'huile d'olives unie à une 3.e partie de suc de citron, ont été d'un grand succès dans la constitution épidémique actuelle ; mais l'ail, le semen contra, conseillés par M. Bigeon, trop irritans, même à petites doses, peuvent produire et ont, à notre connaissance, produit de mauvais effets ; et nous ne conseillons pas d'en

______

(1) M. Bigeon objectera, sans doute, que son ouvrage est consacré à signaler l'abus des évacuans. En lisant le titre de cet ouvrage, le lecteur a droit d'attendre qu'on lui montre et l'abus et les cas où il doit en user ; mais il ne trouve partout que la proscription.

faire usage tant que la muqueuse intestinale donne des signes de douleur.

La complication d'adynamie est fâcheuse dans la dysenterie, et j'ai vu succomber presque tous ceux chez lesquels elle s'est manifestée. Les toniques n'ont point été favorables à ces malades ; et même à petites doses, ils augmentent les tranchées et la fréquence des selles (1). Je ne parle point de la complication de la dysenterie avec la fièvre ataxique ; je n'ai point eu occasion de l'observer.

L'on s'étonne à juste titre que M. Bigeon ait omis de conseiller aux malades de la dysenterie de

---

(1) Une femme d'un village d'Évran (Mauperthuis), a la dysenterie compliquée d'adynamie ; les doigts, la main et l'avant-bras gauches, sont atteints d'une gangrenne sèche ; mais, en même temps, les tranchées cessent et les selles deviennent rares, le pouls est très-faible et la faiblesse très-grande : je crois devoir administrer une décoction légère de quinquina et de serpentaire de Virginie ; la malade en fait usage, et bientôt le retour des tranchées, la fréquence des selles, me forcent d'y renoncer.

Une autre femme de Léhon, âgée et d'une foible constitution, a la dysenterie ; et lorsque je suis consulté, elle a tous les symptômes de la complication adynamique. Je prescris la décoction blanche aromatisée avec l'eau de fleurs d'oranges. Le régime est scrupuleusement observé, et cependant je suis obligé de renoncer à l'emploi de cette eau aromatique, parce que les tranchées deviennent plus violentes et plus fréquentes.

se couvrir les pieds et les mains de bas et de gants de laine : certes c'était le cas, comme dans tous les catharres, d'user d'un moyen dont l'abus a souvent été, avec raison, tourné en ridicule.

Si des complications graves, dit M. Bigeon, rendent nécessaire un traitement plus actif, ce traitement doit être toujours subordonné à l'avis d'un médecin. (Jusque-là il abandonne le malade à lui-même ou à ceux qui l'entourent).

La dysenterie n'est-elle donc pas une maladie assez grave par elle-même, pour fixer toute l'attention d'un médecin? et conseiller d'attendre à y avoir recours, que des complications graves viennent ajouter au danger de la maladie; n'est-ce pas plonger dans une perfide sécurité ceux qui entourent le malade, et ne laisser au médecin appelé alors, que la douleur de voir périr le malade ou de le voir traîner long-temps une vie languissante, prête à l'abandonner à chaque instant?

Ces conseils un peu tardifs, à la vérité, et publiés vers la fin de l'épidémie, ont pu paraître bons aux yeux de M. La Vergne, beau-père de l'auteur, et partir d'un esprit observateur : peu de médecins seront de son avis ; et M. La Vergne, lui-même, a écrit sur la dysenterie dans un sens tout-à-fait opposé. Il est vrai qu'on pourrait lui reprocher d'avoir donné des vomitifs à trop fortes doses, et dans des cas où il eût pu et dû même se dispenser de le faire. Nous pensons que la plupart de ces conseils sont mauvais ou impraticables (1).

A quoi aboutit, par exemple, le conseil de faire des fumigations avec le gaz acide muriatique suroxigéné? Quand il serait vrai, ce qui n'est encore qu'une question, que ce gaz eût la propriété de coercer et de détruire les miasmes délétères; je soutiens que ce moyen ne peut être employé que comme prophylactique; que si l'on fumige une chambre habitée par un dysentérique, le gaz acide muriatique augmentera les douleurs, en provoquant la toux, l'éternuement. Il pourra même déterminer des ophtalmies auxquelles sont si disposés les malades dans la constitution régnante. Qui, d'ailleurs, fera ces fumigations? Sera-ce le médecin ou l'officier de santé? Il faudrait alors en instituer un pour 8 ou 10 malades. Ce n'est qu'à

---

(1) Ce serait être injuste que de juger aussi sévèrement tous les conseils donnés par M. Bigeon ; et nous devons, après avoir fait la part de la critique, donner à la partie prophylactique du traitement indiqué par lui, les éloges qu'elle mérite. Nous croyons prouver par là que, tant que M. Bigeon se bornera à répéter, sans le défigurer, ce que des médecins observateurs ont dit avant lui, il ne trouvera que des approbateurs.

l'un ou l'autre que l'on peut raisonnablement
confier, le soin de mettre en expansion le gaz acide
muriatique. Et, comme la chose est impossible, la
dépense est inutile et tourne au préjudice du
Gouvernement. Le gaz nitreux serait moins nui-
sible. C'est aussi l'avis des auteurs de l'article Dysenterie du Dictionnaire des sciences médicales,
auquel je renvoie le lecteur.

Telles sont les réflexions que m'a suggérées l'instruction sur la dysenterie, publiée par M. Bigeon.
Cette instruction ne sera pas probablement lue, et
encore moins comprise par les malheureux sur qui
plane l'épidémie. Les préceptes sont noyés dans
un étalage scientifique qui n'est point à leur portée.

Délégué officiellement par M. le Préfet, pour
donner des soins aux indigens atteins de la dysenterie, je crus devoir prier MM. les Curés de lire à
leur prône une instruction simple, dans laquelle
j'engageais les habitans des communes ravagées
par l'épidémie, puisque le Roi voulait bien venir
à leur secours et leur prodiguer les médicamens
et les alimens dont ils auraient besoin, de prévenir
aussitôt qu'ils auraient des malades chez eux, afin
qu'on leur portât des secours d'autant plus efficaces qu'ils seraient plus prompts. Je leur indi-
quais les précautions à prendre pour ne pas aggra-
ver leur mal et pour se garantir de la contagion ;
et j'ai eu la douce satisfaction de voir presque tous

les malades qui ont suivi mes conseils, récouvrer
la santé, et, sensibles aux bienfaits du meilleur des
Rois, me dire avec l'accent de la reconnaissance :
Béni soit celui qui vous envoie.

I

FIN.

www.ingramcontent.com/pod-product-compliance
Ingram Content Group UK Ltd.
Pitfield, Milton Keynes, MK11 3LW, UK
UKHW020917140726
13695UKWH00006B/2577